# 儿童图形视力表

王晨晓　吕　帆　瞿　佳/著

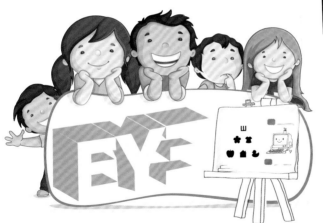

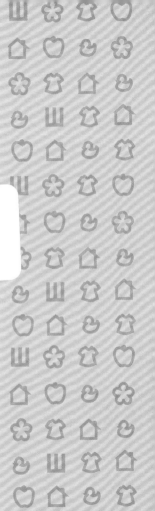

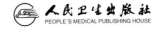
人民卫生出版社
PEOPLE'S MEDICAL PUBLISHING HOUSE

**图书在版编目（CIP）数据**

儿童图形视力表 / 王晨晓，吕帆，瞿佳著 . —北京：人民
卫生出版社，2015

ISBN 978-7-117-21202-1

Ⅰ.①儿…　Ⅱ.①王…②吕…③瞿…　Ⅲ.①儿童—眼科检
查—视力试验—图表　Ⅳ.①R770.42-64

中国版本图书馆 CIP 数据核字（2015）第 186824 号

| 人卫社官网 | www.pmph.com | 出版物查询，在线购书 |
| 人卫医学网 | www.ipmph.com | 医学考试辅导，医学数据库服务，医学教育资源，<br>大众健康资讯 |

**儿童图形视力表**

著　　者：王晨晓　吕　帆　瞿　佳
出版发行：人民卫生出版社（中继线 010-59780011）
地　　址：北京市朝阳区潘家园南里 19 号
邮　　编：100021
E - mail：pmph @ pmph.com
购书热线：010-59787592　010-59787584　010-65264830
印　　刷：北京盛通印刷股份有限公司

经　　销：新华书店
开　　本：889×1194　1/32
印　　张：2.75
字　　数：63 千字
版　　次：2015 年 9 月第 1 版　2015 年 9 月第 1 版第 1 次印刷
标准书号：ISBN 978-7-117-21202-1/R·21203
定　　价：45.00 元

打击盗版举报电话：010-59787491　E-mail：WQ @ pmph.com
（凡属印装质量问题请与本社市场营销中心联系退换）

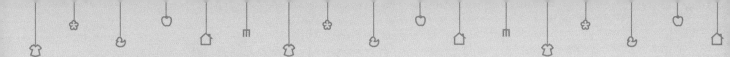

# 目　录

# 说　明　书

　　《儿童图形视力表》设计目的是检测学龄前儿童的视力。由于学龄前儿童具有年龄段的特殊性，在心理认知等的发育上与成人存在差异，因此成人检查视力常用的标准对数视力表难以直接应用于儿童。本书根据傅里叶频谱分析，以准确科学方法筛选出在视觉刺激上相似的图形作为视标。这些视标以儿童喜闻乐见的图形表达，但又使其具备与 **E** 视标相同的可视性，因此检测获得的视力能真实反映儿童的视力。

　　本视力表的标准检查距离为 1 米（m），也可以根据需要进行调整，各检查距离对应的视力见附表。为了避免记忆效应，该视力表共包含 3 组完整的视力表，每组有 11 张大小不同的视标，供重复测量使用。每页包含 6 个视标，其中 **E** 视标需辨认开口方向，其余图形只需辨认图形即可，图形示例见第 11 页。相邻两张的视标增率为 $\sqrt[10]{10}$，即 1.2589（国际公认的对数增率），以方便进行科学统计。视力表右上方所列的数值分别代表：小数记录、LogMAR 记录和 5 分记录。让被检者按从大到小的顺序对视标进行辨认，检查者记录其所能辨认的最小视标对应的视力值。

各年龄段儿童正常视力基限为：3～4岁≥0.4，4～5岁≥0.6，5～6岁≥0.8。当视力低于正常下限时，家长需警惕孩子可能存在屈光不正问题，如近视（见第7页）、远视（见第8页）、散光（见第9页）等，或因各种眼病引起的视力下降。由于孩子处于视觉发育关键期，早发现、早治疗有助于视觉系统的完善发育，因此，一旦发现异常，应及时到医院就诊。

**表格1　1m 和 2m、3m 处视力转换表**

| 1m | 0.1 | 0.12 | 0.15 | 0.2 | 0.25 | 0.3 | 0.4 | 0.5 | 0.6 | 0.8 | 1.0 |
|---|---|---|---|---|---|---|---|---|---|---|---|
| 2m | 0.2 | 0.24 | 0.3 | 0.4 | 0.5 | 0.6 | 0.8 | 1.0 | 1.2 | 1.6 | 2.0 |
| 3m | 0.3 | 0.36 | 0.45 | 0.6 | 0.75 | 0.9 | 1.2 | 1.5 | 1.8 | 2.4 | 3.0 |

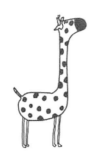

a. 看远物不清晰

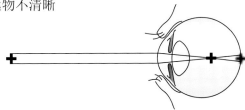

b. 看近物清晰

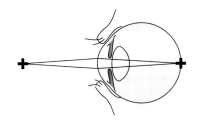

c. 戴凹透镜看远物也清晰

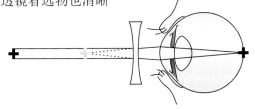

## ◆ 什么是近视？

　　眼球可以看成由前方的"镜头"和后方的"底片"组成，前方的"镜头"能将远处的物体聚焦在"底片"上，才能使物体保持清晰。近视眼的"镜头"聚焦能力太强或者"底片"的位置太远，使物体只能成像在"底片"前方，导致视物模糊。所以要看清物体，就要把物体移近或者在眼前加一个凹透镜降低聚焦力度。

a. 看远物轻度模糊

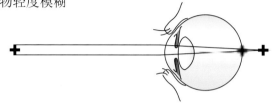

b. 看近物更加模糊

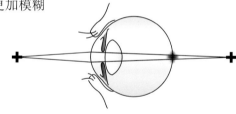

c. 戴凸透镜后视物清晰

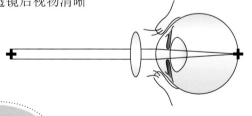

　　远视眼的"镜头"聚焦能力太弱或者"底片"的位置太近，使物体只能成像在"底片"后方，导致视物模糊。越近的物体要成像在"底片"上所需的聚焦力越大，所以远视眼看近的东西比看远的东西更不清楚。所以要通过把物体移远或者加一个凸透镜提高聚焦力度来达到看清的目的。

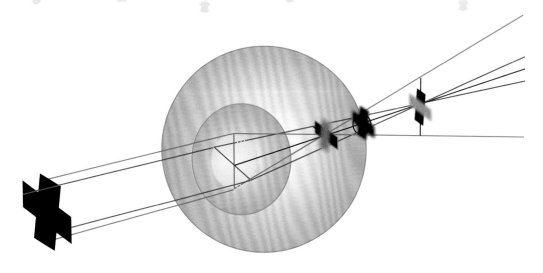

## ◆ 什么是散光？

　　散光眼的"镜头"各方向的聚焦能力不相同。假如散光眼看时钟，12 个钟点方向，有些钟点方向可以看清，有些钟点方向却看不清，散光度数越高，这种差异性的模糊就越大。要矫正散光，就需要在对应的方向上加一个柱镜，使镜头各方向的聚焦能力保持一致。

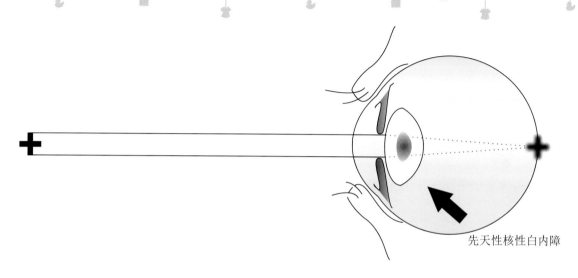

先天性核性白内障

## 🔲 什么是先天性白内障？

　　人眼前部的"镜头"正常情况下是透明的，先天性白内障患儿因各种原因，刚出生即出现"镜头"变混、变白，导致光线不能完全透过"镜头"，引起视物模糊。

# 视标示例

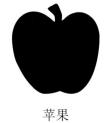

苹果

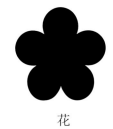

花

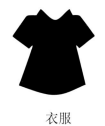

衣服

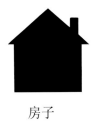

房子

鸭子

翻滚 E

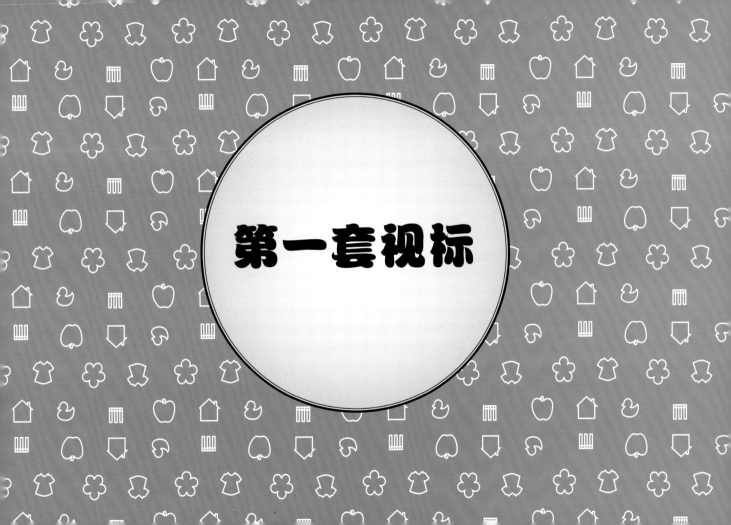

第一套视标

标准检查距离 1 米

| 小数 | LogMAR | 5分 |
|------|--------|-----|
| 0.1 | 1.0 | 4.0 |

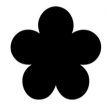
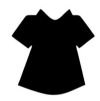

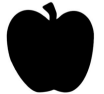

ヨ

| 小数 | LogMAR | 5分 |
|------|--------|-----|
| 0.12 | 0.9 | 4.1 |

| 小数 | LogMAR | 5分 |
|------|--------|-----|
| 0.15 | 0.8 | 4.2 |

| 小数 | LogMAR | 5分 |
|------|--------|-----|
| 0.2 | 0.7 | 4.3 |

标准检查距离1米

| 小数 | LogMAR | 5分 |
|------|--------|------|
| 0.25 | 0.6 | 4.4 |

| 小数 | LogMAR | 5分 |
|------|--------|-----|
| 0.3  | 0.5    | 4.5 |

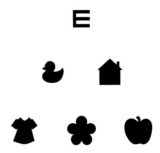

| 小数 | LogMAR | 5 分 |
|------|--------|------|
| 0.4 | 0.4 | 4.6 |

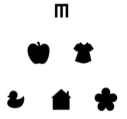

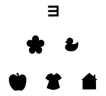

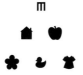

**标准检查距离 1 米**

| 小数 | LogMAR | 5分 |
|------|--------|-----|
| 0.8  | 0.1    | 4.9 |

| 小数 | LogMAR | 5分 |
|------|--------|------|
| 1.0 | 0 | 5.0 |

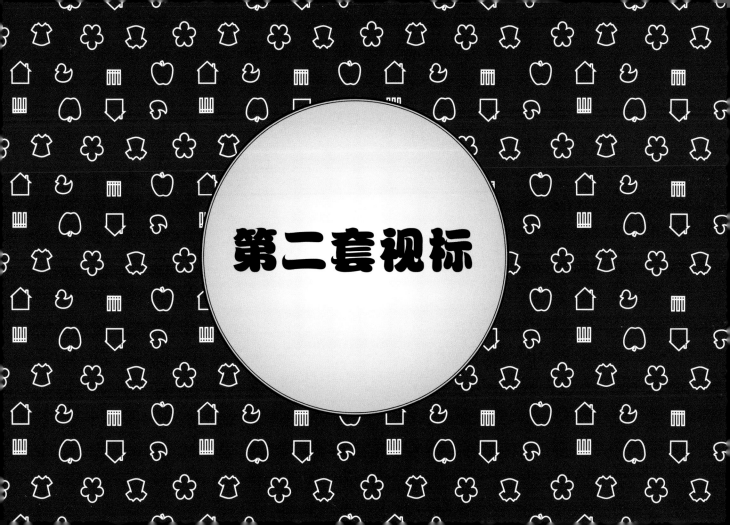

第二套视标

| 小数 | LogMAR | 5 分 |
|------|--------|------|
| 0.1 | 1.0 | 4.0 |

 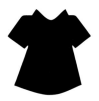

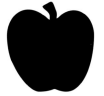

标准检查距离 1 米

| 小数 | LogMAR | 5 分 |
|------|--------|------|
| 0.12 | 0.9 | 4.1 |

| 小数 | LogMAR | 5分 |
|------|--------|-----|
| 0.15 | 0.8 | 4.2 |

标准检查距离1米

| 小数 | LogMAR | 5分 |
|------|--------|-----|
| 0.2  | 0.7    | 4.3 |

Ш

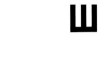

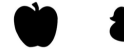

| 小数 | LogMAR | 5分 |
|------|--------|-----|
| 0.25 | 0.6 | 4.4 |

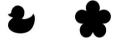

Ш

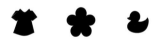

標准检查距离 1 米

| 小数 | LogMAR | 5分 |
|------|--------|-----|
| 0.4  | 0.4    | 4.6 |

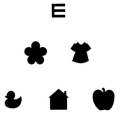

| 小数 | LogMAR | 5分 |
|------|--------|-----|
| 0.5 | 0.3 | 4.7 |

ɯ

| 小数 | LogMAR | 5分 |
|------|--------|-----|
| 0.6  | 0.2    | 4.8 |

E

| 小数 | LogMAR | 5 分 |
|------|--------|------|
| 0.8 | 0.1 | 4.9 |

Ǝ

👗 🍀

🏠 🐤 🍎

**标准检查距离 1 米**

| 小数 | LogMAR | 5分 |
|------|--------|-----|
| 1.0 | 0 | 5.0 |

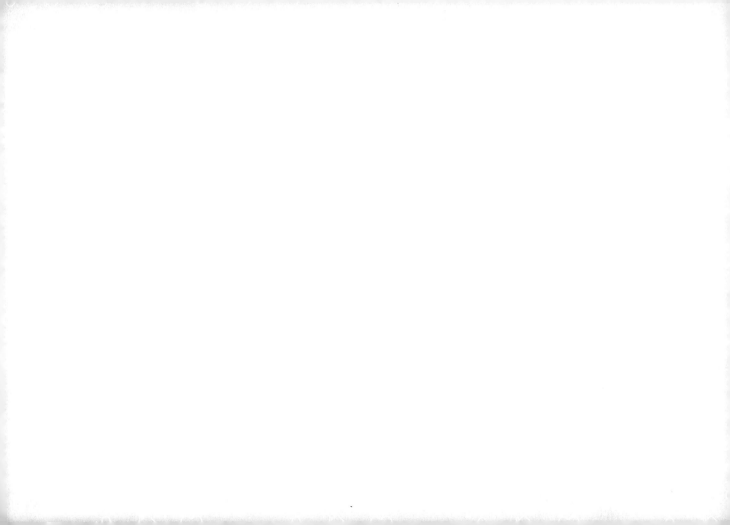

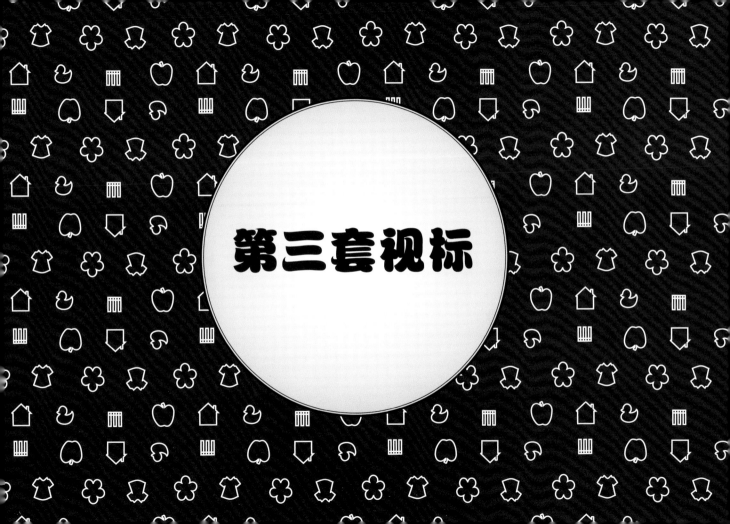

第三套视标

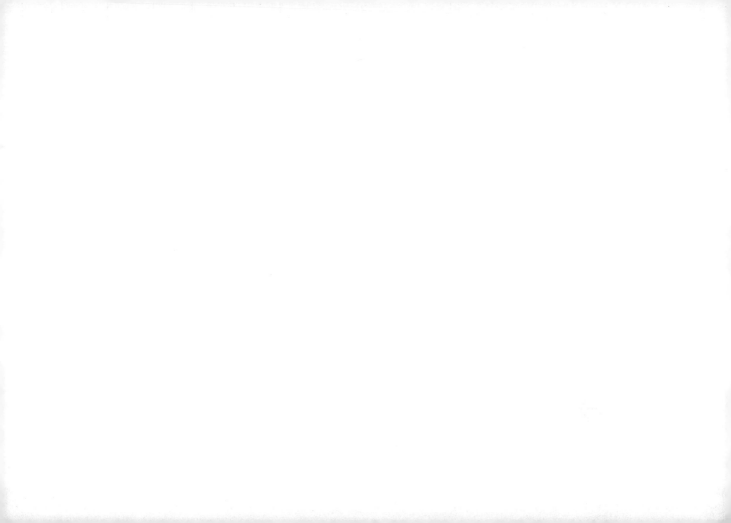

# E

| 小数 | LogMAR | 5分 |
|------|--------|-----|
| 0.1 | 1.0 | 4.0 |

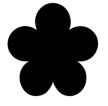 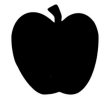

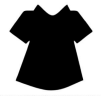

| 小数 | LogMAR | 5分 |
|------|--------|-----|
| 0.12 | 0.9 | 4.1 |

| 小数 | LogMAR | 5分 |
|------|--------|-----|
| 0.15 | 0.8 | 4.2 |

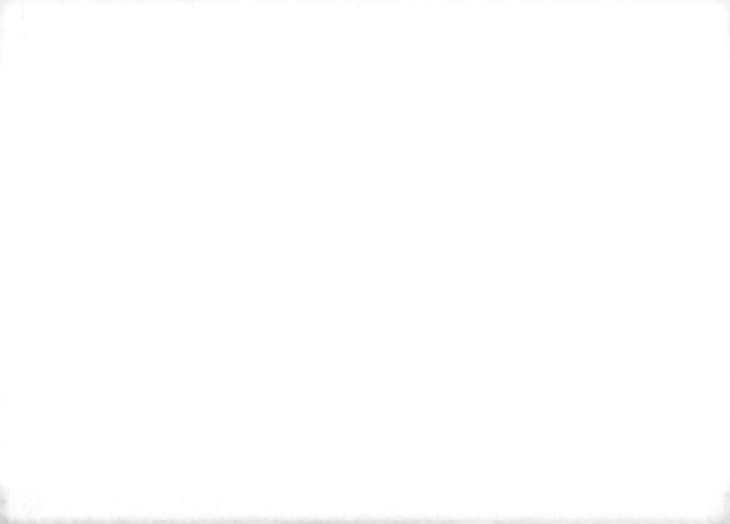

| 小数 | LogMAR | 5分 |
|------|--------|-----|
| 0.2  | 0.7    | 4.3 |

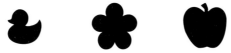

| 小数 | LogMAR | 5 分 |
|------|--------|------|
| 0.25 | 0.6 | 4.4 |

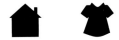

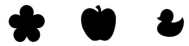

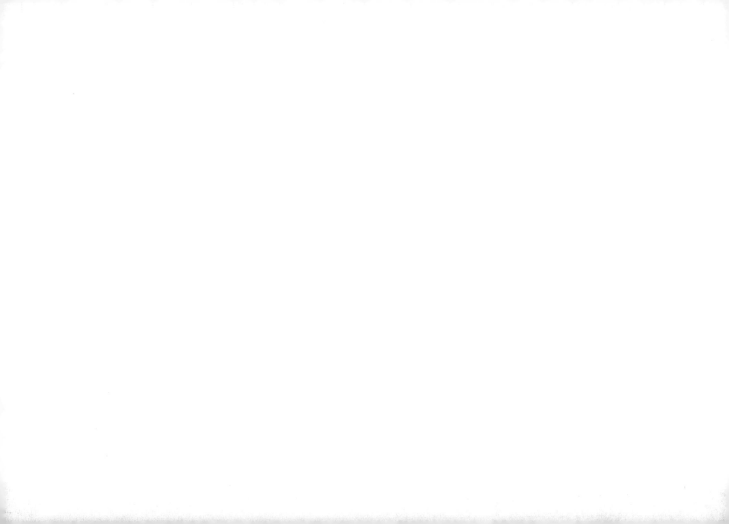

標準検査距離1米

| 小数 | LogMAR | 5分 |
|------|--------|-----|
| 0.3 | 0.5 | 4.5 |

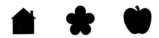

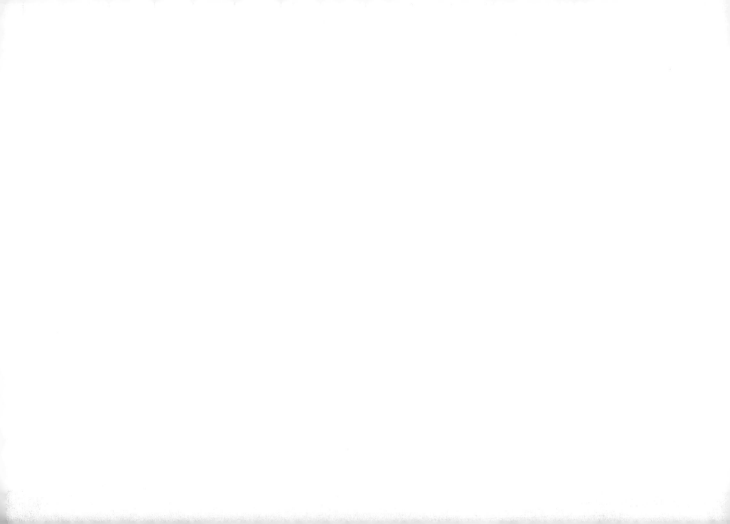

**标准检查距离 1 米**

| 小数 | LogMAR | 5分 |
|------|--------|-----|
| 0.4 | 0.4 | 4.6 |

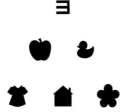

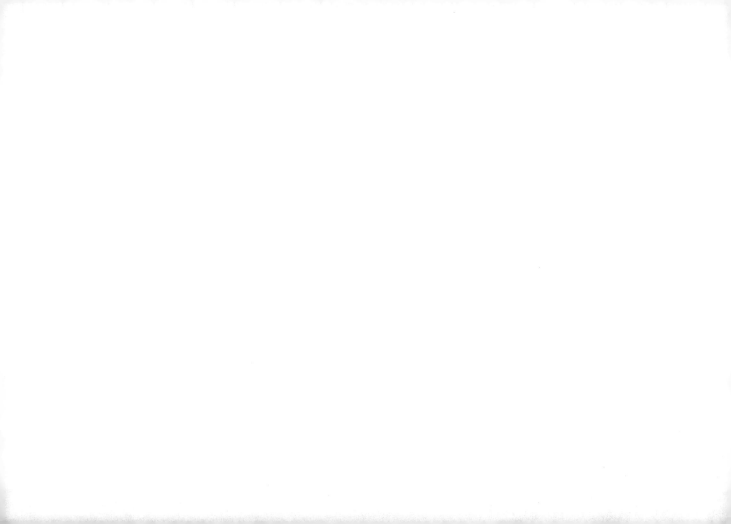

| 小数 | LogMAR | 5分 |
|------|--------|-----|
| 0.5 | 0.3 | 4.7 |

Ш

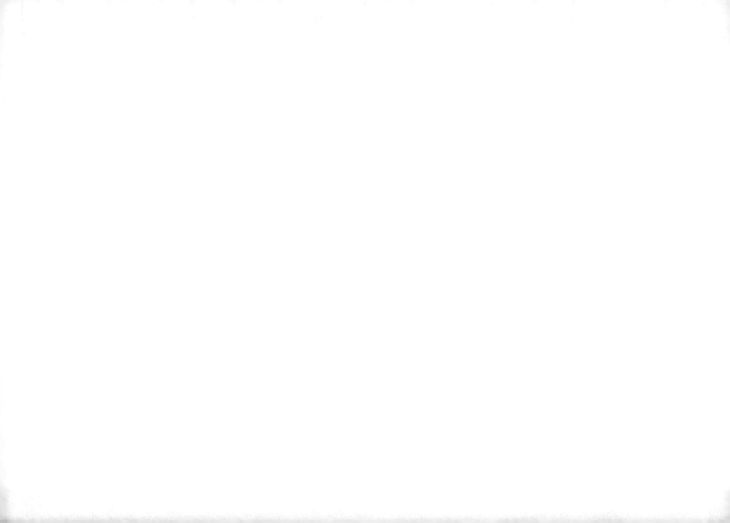

**标准检查距离 1 米**

| 小数 | LogMAR | 5 分 |
|---|---|---|
| 0.6 | 0.2 | 4.8 |

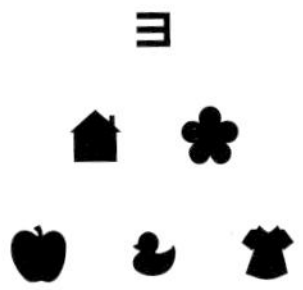

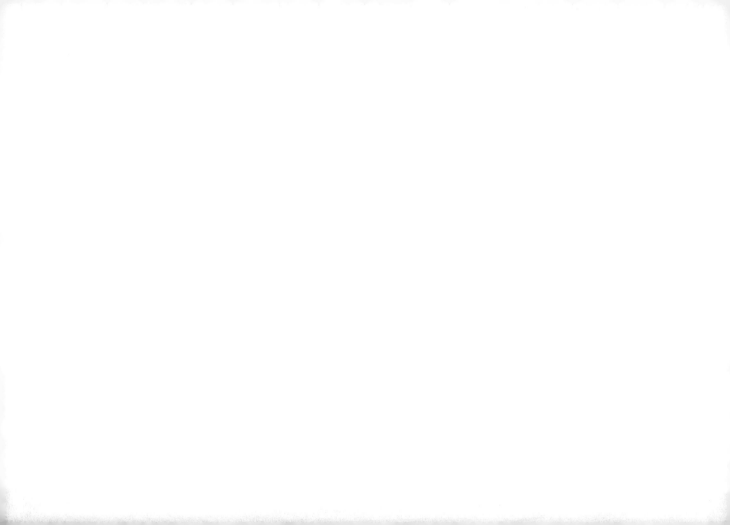

| 小数 | LogMAR | 5分 |
|------|--------|------|
| 0.8 | 0.1 | 4.9 |

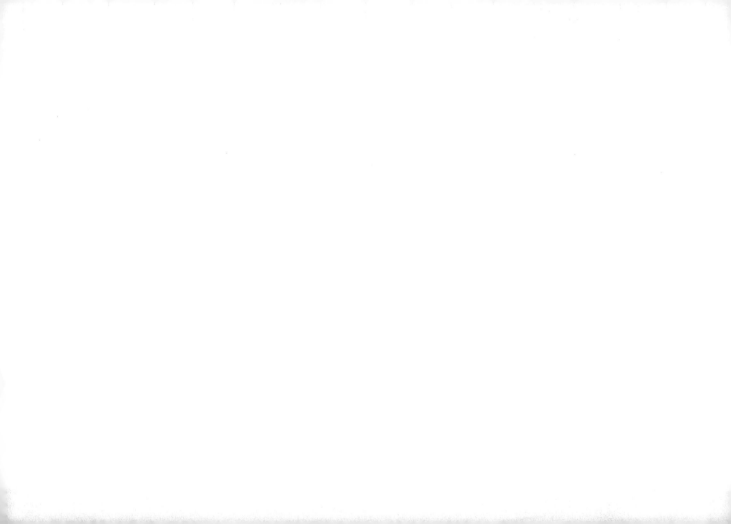

**标准检查距离 1 米**

| 小数 | LogMAR | 5分 |
|------|--------|------|
| 1.0 | 0 | 5.0 |